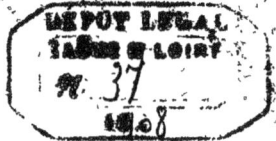

Docteur L. JAUBERT (d'Hyères.

Ex-Interne des Hôpitaux de Saint-Étienne.

Du Prétendu Antagonisme

entre

Fièvre Typhoïde

et

Tuberculose

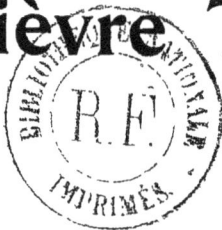

(Un cas de dothiénentérie suivi de pleurésie et granulie)

✢

MÂCON

IMPRIMERIE GÉNÉRALE X. PERROUX

1908

Docteur L. JAUBERT (d'Hyères).

Ex-Interne des Hôpitaux de Saint-Étienne.

Du Prétendu Antagonisme

entre

Fièvre Typhoïde

et

Tuberculose

(Un cas de dothiénentérie suivi de pleurésie et granulie)

❈

MACON

IMPRIMERIE GÉNÉRALE X. PERROUX

1908

DU PRÉTENDU ANTAGONISME
ENTRE FIÈVRE TYPHOÏDE ET TUBERCULOSE
(Un cas de dothiénentérie suivi de pleurésie et granulie)

Par le Dr L. JAUBERT (d'Hyères)
Ex-Interne des Hôpitaux de Saint-Etienne.

L'antagonisme entre la fièvre typhoïde et la tuberculose a été soutenu jadis, en France, par Thirial, Rilliet et Barthez, C. Paul ; à l'étranger, par Rokitansky, Eichorst et au congrès de médecine de 1898, Revilliod, après avoir énuméré le goître, l'érésypèle, la scarlatine, ajoutait : « Comme J. Franck, je crois que la fièvre typhoïde peut être également considérée comme antagoniste de la tuberculose. Réserve faite des erreurs de diagnostic tenant à la polymorphie clinique de la fièvre typhoïde, les faits connus de tuberculose et de fièvre typhoïde simultanées sont assez rares pour ne pas être une objection sérieuse à cette idée. Pour ma part, sur 1.614 tuberculeux qui ont passé dans mon service, de 1890 à 1896, j'en ai rencontré seulement 49 comptant la fièvre typhoïde dans leurs antécédents, et dans ces deux cas, l'intervalle minimum entre les deux infections fut de deux ans ; enfin, parmi ces malades, bon nombre ont guéri de leur tuberculose ».

Il est certain que la coïncidence absolue des deux infections est en somme assez rare. Descos (1) qui a fait une critique serrée des observations publiées à propos d'un cas personnel, arrive à en trouver seulement six à sept indiscutables.

Par contre, les cas dans lesquels la fièvre typhoïde est survenue chez un tuberculeux sont fréquents. Dans ces faits la marche de la fièvre typhoïde semble très peu influencée ; quant à la tuberculose, s'il est des cas où elle reçoit un véritable coup de fouet, où, selon l'expression de Widal, la maladie prend le malade tuberculeux et le laisse phtisique, s'il en est d'autres où la maladie paraît subir une véritable rétrocession (Rilliet et Barthez, Pidoux, Revilliod), il faut reconnaître que, la plupart du temps, son évolution n'est guère modifiée. C'est ainsi que, tout récemment J. Courmont (2) à propos d'une statistique portant sur les

---

(1) *Lyon médical*, 1902.
(2) *Lyon médical*, 1906 n° 15.

fièvres typhoïdes soignées dans son service pendant 5 ans signale « quatre tuberculeux avérés, soignés par les bains, et tous guéris sans aggravation apparente de leur tuberculose (3 cas au 2ᵉ degré, un au 3ᵉ avec bacilles dans les crachats) ».

Mais les cas de beaucoup les plus fréquents, et aussi les plus intéressants au point de vue de la prédisposition morbide qu'ils créent et des conclusions pratiques qu'on peut en tirer, sont ceux dans lesquels les deux infections ont été successives à plus ou moins brève échéance.

Ces cas sont nombreux, et il est vraisemblable d'admettre que si l'on recherchait systématiquement la fièvre typhoïde dans les antécédents des tuberculeux on arriverait à un pourcentage plus élevé que celui signalé plus haut. Il faut donc rejeter l'idée d'une action immunisante de la fièvre typhoïde vis-à-vis de la tuberculose et cela d'autant plus que, dans ces dernières années de nombreuses observations ont été publiées à l'encontre de cette idée.

Marfan(1), parlant de cette opinion, nous dit : « Cette assertion est condamnée aujourd'hui par les nombreux faits de coexistence des deux maladies », et un peu plus tard, Descos (2) publie un travail où, à propos d'un cas personnel, il analyse ou signale la plupart des cas publiés, soit de coïncidence, soit de succesions des deux maladies.

Tout récemment, à la Société médicale des hôpitaux de Lyon, dans une statistique dont nous avons déjà parlé, J. Courmont (3) insiste sur trois malades « qui n'étaient pas cliniquement tuberculeux avant leur infection éberthienne, qui n'avaient jamais attiré l'attention sur leur état pulmonaire et ne présentaient aucun signe appréciable à leur entrée, et qui ont eu une tuberculose rapide qui s'est déclarée pendant la convalescence et les a enlevés en quelques mois ». Josserand (4), à propos d'une statistique analogue et d'une pleurésie post-typhique tuberculeuse, conclut : « Je suis de ceux qui attribuent à la fièvre typhoïde une action favorisante vis-à-vis de la tuberculose, et je crois que la pleurésie de la convalescence peut être considérée comme une modalité de cette complication ».

(1) *In* Traité Charcot-Bouchard, t. VII.

(2) *Loco citato.*

(3) Courmont. *Lyon médical*, 1906, nᵒ 15.

(4) Josserand *Idem.*

Enfin, dans un mémoire paru ici même sur les pleurésies du déclin et de la convalescence de la fièvre typhoïde, Nordmann et Billet (1) signalent un cas observé dans le service de Mouisset, et, après une étude critique de la question, tendent à nous faire admettre que la plupart de ces pleurésies sont tuberculeuses.

Il semble donc qu'en présence de pareils faits on doive de plus en plus considérer la fièvre typhoïde non pas comme une affection antagoniste vis-à-vis de la tuberculose, non pas même comme une affection indifférente, mais bien comme une infection prédisposante, sans doute pas au même titre que la grippe ou la rougeole, mais dans une mesure bien appréciable.

Ces réflexions nous ont été suggérées par l'observation attentive d'un cas personnel dans lequel la tuberculose a succédé à brève échéance à la fièvre typhoïde par l'intermédiaire d'une pleurésie. Comme il nous a été donné de suivre les différentes étapes de ces deux infections successives, nous avons cru intéressant d'en publier l'observation.

Premier séjour. — C... F..., 28 ans, ménagère, entre le 30 septembre 1905 dans le service de notre maître, le Dr Roux. Dans ses antécédents on ne trouve rien de particulier, soit du côté des ascendants, soit du côté des collatéraux : son père est mort très âgé, sa mère est morte à 50 ans, de cancer abdominal, elle a six frères et sœurs vivants et bien portants.

Au point de vue des antécédents personnels, il faut signaler une infection aiguë en bas âge à la suite de laquelle il persista une paralysie infantile de la jambe gauche, bien apparente actuellement. A 13 et 18 ans, bronchites par poussées. Réglée à 16 ans, toujours régulièrement depuis. A 24 ans, anémie pendant quelques mois.

Mariée à 26 ans; son mari est bien portant.

Une première grossesse se termine par un accouchement à terme avec enfant mort-né par procidence du cordon. Une deuxième grossesse évolue et se termine bien ; enfant actuellement bien portant.

L'affection qui amène la malade à l'hôpital aurait débuté, il y a 5 à 6 jours par un violent mal de tête, des vertiges et des nausées ; à ce moment, la malade avait depuis plusieurs jours déjà du découragement, de la lassitude, de l'inappétence, des malaises divers. Elle a cependant continué son travail jusqu'au dernier moment.

(1) Nordmann et Billeti. *Arch. génér. de médecine* 1906 n '25.

A l'entrée, on trouve une malade abattue, mais sans délire et sans stupeur : elle répond bien aux questions qu'on lui pose, et se plaint seulement de lassitude et de céphalée. L'examen somatique nous montre une langue rôtie et saburrale ; il n'existe pas d'ulcérations bucco-linguales.

L'abdomen météorisé mais non douloureux laisse apercevoir une éruption discrète de taches rosées des plus légitimes. On trouve en outre du gargouillement iliaque droit, et la rate donne à la percussion une matité de 4 à 5 travers de doigts. Il n'y a pas de diarrhée. Un examen attentif ne décèle rien au poumon. Au cœur, à la pointe les bruits sont réguliers et bien frappés, mais un peu sourds ; à la base, le deuxième bruit est claqué, un peu traînant, avec une tendance au dédoublement.

Les urines, abondantes et claires, ne contiennent rien d'anormal.

La température qui était à 38° 5 à midi, au moment de l'entrée, atteint 39° à 3 heures et 40° 5 à 6 heures. En présence de ce tableau clinique on fait le diagnostic de fièvre typhoïde. La malade est traitée par le pyramidon associé à la quinine. Les jours suiavnts l'évolution de la maladie se poursuit sans incidents.

Le 4 octobre, la malade a, dans la soirée, une hémorragie abondante de sang rouge mêlé à des matières ; le lendemain elle a quelques vomissements bilieux ; à la visite on la trouve pâle, très abattue ; le pouls est petit, rapide à 120 ; le ventre reste souple et non douloureux. On institue un traitement approprié repos absolu, glace sur l'abdomen, opium, injections de sérum artificiel. Les vomissements cessent aussitôt, mais, les jours suivants les matières demeurent teintées de sang et la malade, très abattue, paraît avoir de la peine à faire les frais de son hémorragie ; le pouls reste mou et rapide, il persiste une pâleur des teguments très marquée. On fait des injections régulières de sérum physiologique qui finissent par relever la tension et, à partir de ce moment la maladie suit son cours sans incidents, avec des températures maxima n'excédant pas 39° 5.

Le 12 octobre, on constate que la malade a commencé sa défervescence la veille où elle n'a pas dépassé 38° 2. Le soir, la température maxima est de 37° 8. L'état général est bon et l'examen somatique ne révèle rien de particulier.

Les jours suivants, la défervescence se poursuit, progressive et régulière. La convalescence s'établit rapidement. On alimente la malade dans les délais habituels et avec les précautions d'usage.

Enfin, le 30 octobre, la malade sort achever sa convalescence chez elle ; son état est aussi satisfaisant que possible, et l'examen somatique ne révèle rien d'anormal. A partir de ce moment, la malade est perdue de vue.

2e séjour. — Elle rentre, le 21 mars 1906, dans le service du Dr Cénas, où nous n'avons pas eu l'occasion de l'examiner, mais où elle a laissé l'observation suivante : « Depuis sa sortie de l'hôpital, la malade s'est bien portée. Mais, il y a un mois, elle ressentit des points de côté à la base du thorax à gauche, avec essoufflement Il y a huit jours, ce point de côté est devenu brusquement très violent, en même temps il existait une petite toux sèche et douloureuse sans expectoration. La malade aurait maigri considérablement, et serait en proie à des frissons vespéraux quotidiens ».

A l'entrée, en effet, on la trouve dans un état de dépression assez marquée.

Aux poumons on ne trouve rien d'anormal à droite, qu'une expiration un peu prolongée sous la clavicule. A gauche, en arrière, au sommet, on entend un souffle lointain voilé et de nombreuses sibilances jusqu'à l'épine de l'omoplate. Au dessous, obscurité respiratoire de plus en plus marquée.

A la base, matité absolue avec abolition des vibrations et silence respiratoire. Cette matité s'élève presque jusqu'à l'épine de l'omoplate ; la ligne qu'elle décrit, à convexité supérieure à son sommet dans l'aisselle, où il existe une œgophonie peu nette, mais une pectoriloquie aphone parfaite.

En avant, skodisme très accusé sous la clavicule, avec expiration soufflante et prolongée. L'espace de Traube est mat.

Au cœur, la pointe n'est pas perceptible à la palpation. Le maximum des bruits est à l'appendice xyphoïde ; ces bruits sont réguliers, mais un peu sourds.

L'abdomen est légèrement météorisé, la malade est d'ailleurs fréquemment constipée.

Les urines, qui n'ont pas pu être examinées à l'entrée à cause des règles, l'ont été quelques jours après : elles ne contenaient rien d'anormal.

La température se maintient tous les soirs aux environs de 39°. On institue un traitement : régime lacté, diurétiques, et, plus tard, vésicatoire.

L'évolution de la maladie se fait bien, la température baisse les jours suivants, et l'épanchement paraît se résorber.

La malade sort le 21 avril, améliorée, mais dans un état encore assez précaire, avec de l'amaigrissement et des poussées vespérales de température de temps en temps.

3e séjour. — Elle revient à l'hôpital le 20 juin, et est admise dans le service du docteur Garand, au Pavillon 8 AB, où nous la retrouvons. Elle dit s'être assez bien portée depuis sa sortie, mais il y a huit jours, elle aurait eu un point de côté violent avec état fébrile, et, depuis, son état est stationnaire, avec anorexie, dyspnée, faiblesse générale. A premier examen, on trouve une malade pâle, très anémiée et dyspnéïque sans expectoration, avec des urines rares non albumineuses. La température est à 39°.

L'attention étant attirée du côté du poumon, on constate en arrière, à droite: sonorité normale avec respiration forte dans toute l'étendue du poumon. A la base, en un point bien limité, contre la gouttière vertébrale, on entend quelques sibilances et des râles humides très discrets.

A gauche, au sommet, la sonorité est normale, mais la respiration, rude à l'inspiration, est soufflante à l'expiration. A la base, matité absolue, s'étendant un peu au-dessus de la pointe de l'omoplate en une courbe à convexité supérieure. A ce niveau, souffle tubaire de timbre voilé un peu aigre. Ce souffle s'entend aussi à la base dans la région axillaire.

En avant, à gauche, au sommet, mêmes signes qu'en arrière.

A droite, au sommet, sonorité de timbre élevé sous la clavicule, avec respiration rude et soufflante. Au-dessous, quelques ronchus et sibilances, sans modifications de la sonorité.

Au cœur, pas de déplacement, pointe V° en dessous et en dehors du mamelon.

A l'auscultation, bruits un peu sourds. Le premier bruit est un peu traînant, et à la base le deuxième bruit présente une tendance au dédoublement. Le pouls est petit, tachycardique à 108, et présente des pulsations plus faibles.

On institue un traitement: Régime lacto-végétarien, diurétiques et toniques cardiaques.

Le 28 juin, on note une amélioration appréciable. La dyspnée est moins marquée, l'impulsion cardiaque est plus forte, les urines sont plus abondantes et la température n'atteint plus même 38° les soirs. Les signes physiques demeurent sensiblement les mêmes.

Le 7 juillet, on constate que l'amélioration signalée ne s'est pas maintenue. La température est remontée à 39° les soirs, demeurant souvent à 38°2 ou 38°5 les matins. La malade a maigri considérablement, elle ne s'alimente plus et la dyspnée est toujours très vive. Le myocarde donne à nouveau des signes de défaillance. Les signes physiques sont les mêmes. En présence de ce tableau clinique, et vu surtout l'absence de parallélisme entre les signes physiques et fonctionnels, on fait le diagnostic de granulie.

Le 17 juillet, on trouve que l'état de la malade a été sans cesse en s'aggravant. La courbe de température, sans présenter aucune régularité, se maintient à des chiffres élevés: 39° à 39°5 le soir, 38°, 38°2, parfois 37° le matin. La malade, très cachectisée, est en proie, depuis plusieurs jours, à une diarrhée profuse que rien n'a pu arrêter ; elle présente, en outre, depuis deux ou trois jours, une intolérance gastrique à peu près absolue. La dyspnée, très vive, ne peut être calmée.

Au cœur, les bruits sont très sourds, avec tendance à l'égalisation des silences. Le pouls est petit, tachycardique à 120.

Au poumon, on note, outre les signes notés plus haut, des signes de bronchite diffuse : ronchus, râles, sibilances assez discrets aux sommets et aux parties moyennes, plus serrés aux bases, surtout à droite.

Les urines sont très rares, foncées, non albumineuses.

Décès le 20 juillet, sans incident, et après une aggravation progressive de tous les symptômes.

Autopsie le 21 juillet 1906, 24 heures après.

On note d'abord une atrophie du membre inférieur gauche avec un raccourcissement de 5 centimètres environ, type paralysie infantile ; il n'existe d'ailleurs aucune lésion articulaire.

A l'ouverture du thorax, on trouve un peu de symphyse gauche en avant. Le poumon droit est complètement libre dans la cavité pleurale, et bien développé ; la plèvre contient environ 200 gr. de liquide clair. Le poumon gauche est sensiblement diminué de volume et ramené contre le hile ; la grande cavité pleurale est libre. et ne contient pas de liquide. On procède au décollement de la plèvre pariétale afin de pratiquer l'éviscération totale. Ce décollement est particulièrement difficile au niveau de la plèvre droite, qui est dure, épaissie, cartilagineuse et résiste au doigt. Le décollement pleuro-péritonérl étant effectué en totalité, on lie le rectum et on étale les viscères. Voici alors ce qu'on constate : à la base gauche, pleurésie enkystée contenant de 4 à 500 grammes de llquide séro-fibrineux citrin. Ce liquide est contenu dans une poche du volume du poing, poche pyramidale, triangulaire, à base diaphragmatique. Les parois de cette poche sont épaisses et cartilagineuses à la base où elles ont 1 centimètre, épaisses et cartilagineuses au niveau de la face externe ou pariétale, 1/2 centimètre ; par contre, un voile souple et mince, véritable toile d'araignée, sépare le liquide de la grande cavité. Celle-ci est libre d'adhérences et vide ; le poumon diminué de volume, est ramené contre le hile. A ce niveau, on trouve autour des bronches et de la trachée, sous l'angle de bifurcation, de gros ganglions en voie de caséification.

Les poumons présentent les lésions suivantes :

Poumon droit : poids, 850 grammes; granulie sous-pleurale très nette, quoique assez discrète. A la coupe, granulie généralisée, de la base au sommet, en semis de granulations très serrées. Symphyse pleurale interlobaire à peu près totale.

Poumon gauche : poids, 550 grammes; diminué de volume et serrée que le poumon droit.

Le péricarde contient environ 300 grammes de liquide citrin ; mais on ne trouve aucune trace de péricardite ancienne.

Le cœur, petit (175 grammes) et mou, ne présente aucune lésion spéciale, ni endocardique, ni parenchymateuse.

On ne relève non plus aucune altération sur les reins, qui pèsent, le droit, 175 grammes, et le gauche, 150 grammes.

Le foie, qui pèse 1.650 grammes, offre des altérations de dégénérescence graisseuse, et quelques adhérences péri-vésiculaires, sans abcès.

Le pancréas, gras et dur, pèse 100 grammes.

La rate présente des lésions de granulie discrète à la surface et dans le parenchyme. Elle est dure, gorgée de sang, et pèse 200 grammes.

L'intestin est lavé, incisé sur son bord mésentérique, et étalé. On ne trouve pas de trace de lésion ancienne, mais on rencontre à 1 mètre du cœcum, sur l'iléon, une grosse ulcération hypertrophique, à bords surélevés et creusés à pic, à fond plat, à semis granulique sous-séreux, bien visible, par transparence, à la surface extérieure. Cette ulcération, ovale transversalement, mesure 3 centimètres sur 1 cent. 1/2, un peu plus loin, une petite ulcération, sur cône hypertrophique est en voie de formation·

Dans le mésentère, on trouve un gros ganglion caséeux.

Le cerveau, examiné, ne présente aucune lésion.

Telle est cette observation que nous avons tenu à donner aussi complète que possible, afin de prévenir certaines objections qui auraient pu nous être faites, et afin de permettre, d'autre part, de bien suivre l'évolution des deux infections successives : la fièvre typhoïde et la tuberculose, avec l'étape intermédiaire de la pleurésie.

Il ne semble pas, en effet, que le diagnostic de fièvre typhoïde puisse être mis en doute et qu'on ait pu se trouver par exemple, à ce moment-là, en présence d'une poussée de bacillose ; le séro-diagnostic typhique ne fut pas fait, il est vrai, mais la marche de la température, les phénomènes gastro-intestinaux, avec taches rosées et grosse rate, les hémorragies intestinales enfin, donnaient au diagnostic une certitude suffisante.

Il est plus difficile de dire si la bacillose n'était pas antérieure à la dothienenthérie.

La malade avait présenté, à son adolescence, des poussées de bronchite suspecte, et n'avait jamais été d'une santé très robuste.

Mais, d'autre part, dans la vérification anatomique, rien n'autorise à croire à une tuberculose ancienne, antérieure à la fièvre typhoïde, étant donné que toutes les lésions observées ont pu évoluer entre les deux infections, et qu'on n'a pas trouvé de cicatrices ou de traces de lésions guéries.

En fait, cette question n'a qu'un intérêt purement doctrinal, et, au point de vue pratique, il importe peu qu'ils' agisse du réveil d'une bacillose latente, et qui eût pu rester telle toujours, ou de l'éclosion d'une nouvelle infection.

Quoiqu'il en soit, l'influence néfaste de la fièvre typhoïde ne paraît pas niable. La façon dont cette influence s'est exercée n'est pas le fait le moins intéressant de cette observation : nous voulons parler de cette pleurésie post-typhique tardive, d'abord libre, puis enkystée.

Au point de vue pratique, on doit conclure qu'on ne saurait entourer de trop de soins, et de trop de précautions, la convalescence des typhiques. En effet, souvent, jusqu'à présent, ces malades subissaient des voisinages véritablement dangereux, étant donné leur état de réceptivité morbide. L'isolement des tuberculeux, en voie de réalisation, constituera certainement une excellente mesure prophylactique à ce point de vue.

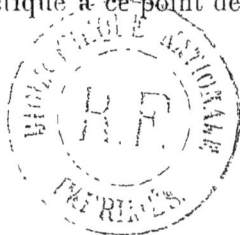

www.ingramcontent.com/pod-product-compliance
Lightning Source LLC
Chambersburg PA
CBHW050447210326

41520CB00019B/6109